Ulrich Strunz & Dirk Konnertz

Fitness

– fit in 30 Minuten

Kids auf der Überspur

Die Deutsche Bibliothek - CIP-Einheitsaufnahme

Ein Titeldatensatz für diese Publikation ist bei
Der Deutschen Bibliothek erhältlich

Herausgeber: Das LernTeam, Marburg
Redaktion: Astrid Hansel, Frankfurt/Main
Layout, Illustrationen, Titel: Ulf Marckwort, Kassel
Layout, Satz: Frank Werner, Kassel
Druck und Verarbeitung: Salzland Druck, Staßfurt

Hinweis:
Dieses Buch ist sorgfältig erarbeitet worden. Dennoch erfolgen alle Angaben ohne Gewähr. Weder Autoren noch Verlag können für eventuelle Nachteile oder Schäden, die aus den im Buch gemachten Hinweisen resultieren, eine Haftung übernehmen.

Printed in Germany

ISBN 3-89749-047-1

In 30 Minuten auf die Überholspur!

Dieses Buch ist so konzipiert worden, dass du in kurzer Zeit erfährst, wie du deine persönliche Fitness steigern kannst.

- Jedes Kapitel beginnt mit drei zentralen Fragen, die im Verlauf des jeweiligen Kapitels beantwortet werden.
- Nach jedem Kapitel werden die wichtigsten Inhalte noch einmal zusammengefasst.
- Am Ende des Buches geben wir dir einen Gesamtüberblick in Form von zehn ultimativen Power-Tipps.

Da dieses Buch so klar und deutlich strukturiert ist, kannst du es immer wieder zur Hand nehmen, um schnell die für dich interessanten Teile zu wiederholen. Das Stichwortregister wird dir dabei eine zusätzliche Hilfe sein.

Inhalt

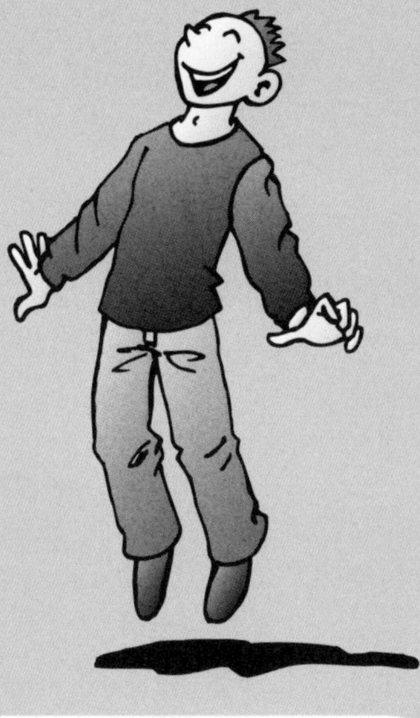

Hallo und herzlich willkommen!

„Mens sana in corpore sano."

„Ein gesunder Geist wohnt in einem gesunden Körper", wie die alten Lateiner sagten, denn sie wussten es schon: Es gibt einen direkten Zusammenhang zwischen körperlicher und geistiger Fitness. Nur wer körperlich gesund und fit ist, kann auch geistige Höchstleistungen vollbringen – also schneller, konzentrierter und kreativer denken und lernen. Heute scheint vieles von dem vergessen:

Immer mehr Kinder und Jugendliche bewegen sich immer weniger. Im Durchschnitt verbringen wir Deutschen heute gerade einmal so viel Lebenszeit mit Sport wie mit Schlüsselsuchen.

Jedes fünfte Kind leidet in Deutschland mittlerweile an Übergewicht – mit stark steigender Tendenz.

Der große Bruder Amerika macht es uns vor: Dort reicht die körperliche Energie vieler Menschen gerade für den Weg vom Burger-Restaurant zur nächsten Donut-Bude aus – und die geistige, um einen „einarmigen Banditen" zu bedienen.

„Use it or loose it!"

„Gebrauch es oder verlier es!" Dies ist einer der wichtigsten Sätze in der Medizin. Nur wenn du deine Muskeln, Knochen, Gelenke, ja sogar dein Gehirn auch wirklich benutzt, wird dein Körper gesund, dynamisch, energiegeladen sein.

Die drei Säulen deiner Fitness

Fit bleibst bzw. wirst du, wenn du dich um drei Bereiche in deinem Leben kümmerst:

- richtige Bewegung,
- richtige Ernährung und
- mentale Stärke.

Wie dies erfolgreich funktioniert, wollen wir dir in diesem Buch näher bringen.

Wir hoffen, dass wir dich damit motivieren können, vielleicht in Zukunft ein bisschen mehr für deine Fitness zu tun.

Viel Spaß und Erfolg wünschen dir

Dr. Ulrich Strunz & Dirk Konnertz
(www.drstrunz.de) (www.lernteam.de)

1. Wie fit bist du?

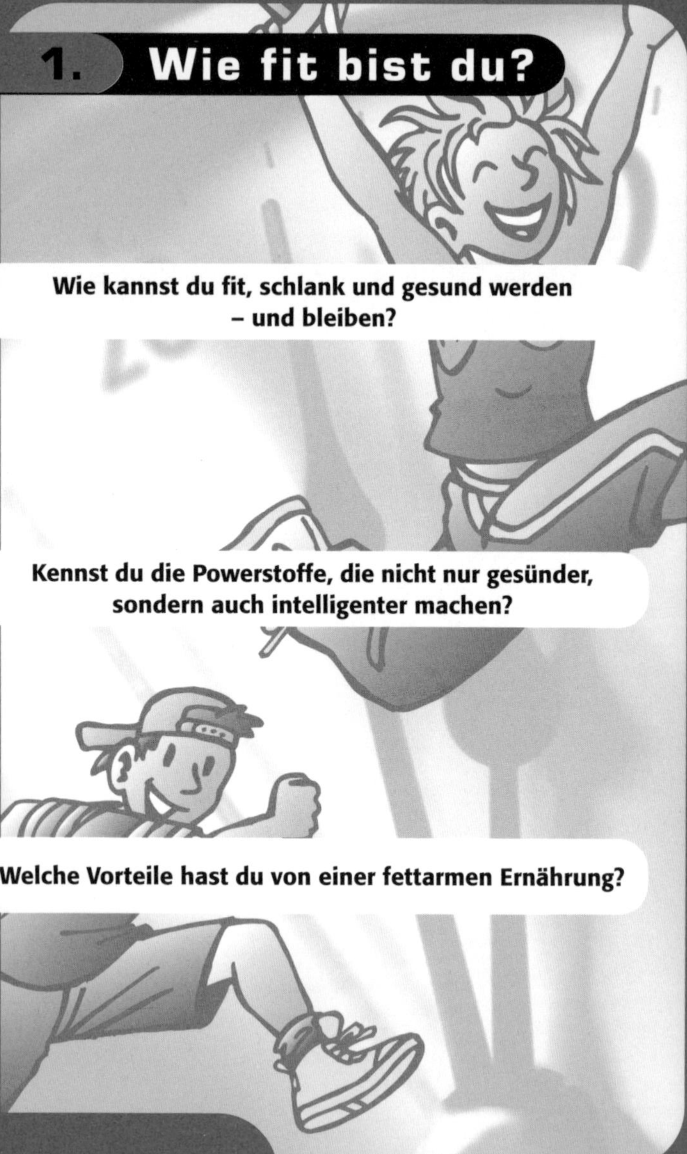

Wie kannst du fit, schlank und gesund werden – und bleiben?

Kennst du die Powerstoffe, die nicht nur gesünder, sondern auch intelligenter machen?

Welche Vorteile hast du von einer fettarmen Ernährung?

In deinem Körper leben ca. 70 Billionen Körperzellen. Darin stecken etwa 126 Milliarden Kilometer an Erbsubstanz DNS (Desoxyribonukleinsäure), auf der - genau weiß man es nicht - zwischen 40.000 und 200.000 Gene sitzen. Der Großteil dieser Gene arbeitet täglich für deine Gesundheit, dein Aussehen, dein Gefühlsleben, deinen Charakter. Eine ungesunde Lebensweise kann zu Gen-Defekten führen. Mutierte bzw. veränderte Gene hören auf, ihre Aufgaben zu erfüllen. Du fühlst dich müde und schlapp, gerätst in eine wahre Null-Bock-Stimmung, bist unkonzentriert und völlig unfit. Häufig reicht dann die Energie nur noch aus, um Ausreden zu finden, nicht zu lernen, keinen Sport zu treiben, lieber zu Hause zu bleiben ...

Und noch mehr: Jede Attacke auf deine Körperzellen raubt dir Lebenskraft. Du wirst angreifbarer für Krankheiten und deine Lebenszeit verringert sich möglicherweise.

Jeder kann fit sein!

Wenn du aber deine 70 Billionen Körperzellen pflegst, dann funktionieren sie einwandfrei und arbeiten für dich. Du fühlst dich glücklich, bist schlank und gesund, dynamisch, konzentriert und motiviert.

Wie das funktioniert? Kein Problem! Selbst wenn du dich momentan vielleicht wie ein „schlaffer Sack“ fühlst, kannst du fit werden. Und zwar ziemlich schnell und ziemlich leicht.

Kleiner Fitness-Check

Mit unserem kleinen Fitness-Check kannst du dir zu Beginn einen kurzen Überblick über deine persönliche Fitness verschaffen. Kreuze die Antworten an, die auf dich am ehesten zutreffen.

1. **Wie verbringst du den größten Teil deiner Freizeit?**
   - Natürlich mit Sport und Bewegung. (1)
   - Spielen mit Freunden. (2)
   - Vor dem Fernseher und Computer. (3)

2. **Wie häufig treibst du Sport?**
   - Mehr als sechs Stunden pro Woche. (1)
   - Zwischen drei und sechs Stunden pro Woche. (2)
   - Sport ist Mord! (3)

3. **Du hast die Wahl zwischen einer Treppe oder einer Rolltreppe. Wie entscheidest du dich?**
   - Ich nehme immer die Treppe. (1)
   - Wie ich gerade Lust habe. (2)
   - Bin ich blöd? Die Rolltreppe natürlich! (3)

4. Rauchst du? Wenn ja: wie viel?

○ Überhaupt nicht. (1)
○ Täglich nicht mehr als zwei Zigaretten. (2)
○ Mehr als zwei Zigaretten pro Tag. (3)

5. Magst du Obst?

○ Esse ich mehrmals am Tag. (1)
○ Esse ich eigentlich schon regelmäßig. (2)
○ Ist nicht mein Ding. Esse ich ganz selten. (3)

6. … und frisches Gemüse?

○ Gehört zu einer guten Mahlzeit dazu. (1)
○ Essen wir zu Hause schon immer mal wieder. (2)
○ Igitt, kommt mir bloß nicht auf den Tisch. (3)

7. Wie oft bist du krank?

○ So gut wie nie. (1)
○ Hin und wieder mal. (2)
○ Nicht immer, aber immer öfter. (3)

8. Gebt ihr Vollkorn den Vortritt bei Brot, Reis und Nudeln?

○ Wir essen meistens Vollkornbrot, -reis oder -nudeln. (1)
○ Kommt drauf an. (2)
○ Was ist Vollkorn? (3)

9. Wie ist es um deinen Körper (Gewicht, Figur) bestellt?

- Ist total in Ordnung. (1)
- Bin ganz zufrieden. (2)
- O je, bräuchte schon ein kleines Tuning. (3)

10. Bist du häufig müde oder unkonzentriert?

- Nein, ich fühle mich immer munter und konzentriert. (1)
- Ab und an schon. (2)
- Ich bin halt ein schlaffer Sack. (3)

11. Fühlst du dich häufig gestresst?

- Nein, ich bin die Ruhe selbst. (1)
- Manchmal, aber eigentlich selten. (2)
- Lass mich ja in Ruhe - meine Nerven. (3)

12. Kannst du dich schnell entspannen?

- Ja, das ist wichtig, um Energie für die nächsten Aufgaben zu tanken. (1)
- Wenn ich will, dann ja. (2)
- Eigentlich so gut wie nie. (3)

13. Wie steht es um deine Motivation?

- Wenn etwas interessant ist, kann ich gar nicht genug davon bekommen. (1)
- Könnte in einigen Situationen besser sein. (2)
- Meistens „Null Bock“. (3)

Auswertung des Fitness-Checks

Zähle nun deine Punkte zusammen.

Meine Punktzahl:

13 bis 20 Punkte:

Herzlichen Glückwunsch!

Du bist fit „wie ein Turnschuh“. Wir möchten dir mit diesem Buch aber trotzdem noch ein paar Anregungen geben, damit du auch in Zukunft fit bleibst. Viel Spaß dabei.

21 bis 28 Punkte:

Herzlichen Glückwunsch!

Du machst schon eine Menge richtig, um ein gesundes und langes Leben zu führen. In diesem Buch erhältst du hilfreiche Tipps und Anregungen, um deine Fitness zu steigern. Viel Spaß dabei.

Mehr als 28 Punkte:

Herzlichen Glückwunsch!

Du hast das Glück, dieses Buch in deiner Hand zu halten. Es wird dir dabei helfen, dem Raubbau an deinem Körper und deiner Gesundheit ein Ende zu setzen. Viel Spaß dabei.

Drei Dinge braucht der Mensch

Schenk in Zukunft drei Dingen besondere Beachtung:

- richtiger Bewegung,
- gesundem Essen und Trinken und
- erfolgreichen Mentaltechniken.

Diese drei Dinge gehören immer zusammen.

Richtige Bewegung hält dich fit, schlank und gesund

Durch *richtige Bewegung* bleiben Körper und Kopf fit. Du steigerst deine Ausdauerleistung, deine Konzentrationsfähigkeit (gerade fürs Lernen!), fühlst dich besser, du wirst lebensfroher, kreativer, ausgeglichener …

Bewegung ist das einzige Mittel, um langfristig schlank und gesund zu bleiben. Durch gekonnte Bewegung wirst du zu einer „Fettverbrennungsmaschine“, die ununterbrochen das lästige Fett verbrennt - sogar im Schlaf.

Schließlich dient Bewegung auch dazu, beweglich zu bleiben, nicht „einzurosten“.

Im *Kapitel 2* erfährst du, wie das funktioniert.

Gesundes Essen und Trinken kurbelt den Motor an

Durch die *richtige Ernährung* kannst du ebenfalls deine körperliche und geistige Leistung steigern.

Du musst dich lediglich auf die *Powerstoffe* in deiner täglichen Nahrung konzentrieren:

- Eiweiß,
- Vitamine und
- Mineralstoffe.

Diese „Zauberstoffe" halten dich gesund und – jetzt wirst du staunen – intelligent! Du fühlst dich vital, gut gelaunt, motiviert …
Wie du durch kluge Ernährung deinen Lebensmotor ankurbeln kannst, erfährst du in *Kapitel 3*.

Mit Hilfe von Mentaltechniken besiegst du den Stress
Stress macht krank. Viele – auch tödliche – Krankheiten können durch übermäßigen Stress entstehen. Wenn du dich richtig bewegst und ernährst, kannst du den Stress abbauen. Zusätzlich helfen dir *Mentalübungen*, um kreativ zu denken, deine Wünsche und Ziele zu verwirklichen …
In *Kapitel 4* stellen wir dir deshalb einige sehr wirkungsvolle Mentaltechniken vor.

Bevor wir uns mit den drei Säulen deiner persönlichen Fitness beschäftigen und dir eine Menge praktischer Tipps geben, möchten wir dir noch deinen größten Feind vorstellen, den du aber mit Hilfe unseres Fitness-Programms besiegen wirst.

Jeder kriegt sein Fett weg

Dein Feind Nummer eins ist Fett! Es befindet sich in größeren Mengen z. B. in Pommes, Bratwurst, Chips, Sahnejogurt, Cremetorten etc. Wir alle essen zu viel Fett. Es macht dick, krank und raubt mit den Jahren auch die geistige Frische. Fett lagert sich in den Blutgefäßen ab und wirkt dort wie ein Magnet für Kalk, Immunzellen und organischen Müll, der durch die Blutgefäße fließt. Die Folge ist, dass die Blutgefäße verstopfen und somit Sauerstoff langsamer zu den Organen transportiert werden kann.

Fett lagert sich ab

Fettablagerungen in der *Halsschlagader* verringern die Sauerstoffzufuhr zum Gehirn. Das Denken und Erinnern fällt schwerer und im Extremfall folgt der Schlaganfall schon in jungen Jahren. Sind die *Herzkranzgefäße* verstopft, dann gelangt immer weniger Blut zum Lebensmotor, dem Herzen. Die Ärzte nennen das Angina pectoris. Häufig folgt ein Herzinfarkt. Ist die *Körperschlagader* im Bauch betroffen, dann bekommen die Beine zu wenig Sauerstoff und das Laufen und Gehen fällt immer schwerer. Schließlich wandert das Fett auch dahin, wo es sichtbar wird: Unangenehme *Fettpölsterchen* entstehen an Bauch, Po, Armen, Beinen …

Die Deutschen essen durchschnittlich 142 Gramm Fett jeden Tag. 60 Gramm würden dabei längst ausreichen, nur Sportler benötigen mehr – etwa das Doppelte.

Regel Nr. 1: Fett verringern!

Achte in Zukunft darauf, fettarm zu essen. Schneide Fettränder von Wurst und Fleisch ab. Ertränke dein Essen nicht in Öl oder Saucen. Iss z. B.

- Magerjogurt statt Sahnejogurt,
- Geflügelwurst statt Salami,
- Gekochte Kartoffeln statt Pommes Frites,
- Fruchteis statt Sahneeis,
- Gummibärchen statt Schokolade,
- Rote Grütze statt Mousse au Chocolat.

So verringerst du deinen Fettkonsum leicht um die Hälfte. Dein Körper wird sich dafür bedanken.

Regel Nr. 2: Fett verbrennen!

Fett, das sich in den Blutgefäßen und an den Hüften eingenistet hat, kann jederzeit wieder verbrannt werden. Zuständig dafür sind deine Muskeln, die das Fett mit Hilfe von Fettenzymen abbauen. Wenn du deine Muskeln jedoch lange nicht gebraucht hast – dich kaum bewegst –, dann hast du nur wenige Fettenzyme und kannst kein Fett „verbrennen“. Auf den Seiten 28 bis 31 erfährst du, wie du durch *richtige* Bewegung viele fettabbauende Enzyme bilden kannst.

Der Körperfettanteil entscheidet

Gesunde Körper gibt es in allen Formen und Größen. Weder das Gewicht noch das Aussehen können eine eindeutige Aussage über den wirklichen körperlichen Zustand geben. Entscheidend ist der Gesamtanteil des Fettes im Körper. Da Muskeln schwerer sind als Fett, könnte ein leichter und dünner Mensch unter Umständen einen höheren Fettanteil haben als ein äußerlich kräftiger Mensch.

Solange Muskelfasern noch durch Fettinseln ersetzt werden können, nimmt der Mensch nicht zu. Erst wenn die Muskulatur kein Fett mehr aufnehmen kann, wächst die Fettschicht unter der Haut, das Gewicht steigt und die Pölsterchen werden nach außen sichtbar.

Zur Bestimmung des Körperfettanteils gibt es heute spezielle elektronische Waagen, die diesen ganz einfach ermitteln. Dabei kann mit Hilfe von Schwachstrom der Widerstand der Zellen gemessen und so der Fettanteil in Prozent bestimmt werden.

Lieber dicker und fit als dünn und untrainiert

Dies fand übrigens das berühmte Cooper Institute for Aerobics Research in Dallas heraus, das 25.000 Normal- und Übergewichtige untersuchte. Während der Testphase starben übrigens in der Gruppe der Untrainierten dreimal mehr Menschen als in der Gruppe der Fitten.

Diäten sind purer Unsinn!

Viele Menschen glauben, ihre Figurprobleme durch Diäten zu lösen. Sie verlieren zwar kurzfristig an Gewicht (meist eine Folge von Wasserverlust), nehmen aber nach Beendigung der Diät schnell wieder zu. Häufig steigt das Gewicht sogar über den Ausgangswert, da der Körper glaubt, er müsse für eine kommende Hungerkur einen Fettvorrat einlagern – das ist der berühmte Jojo-Effekt.

Ein langfristig erfolgreicher Fettabbau kann daher nur durch vitale Fettverbrennung, also durch *richtige* Bewegung erreicht werden.

Zusammenfassung

- **Fit sein bedeutet, sich körperlich und seelisch wohl zu fühlen – gesund, glücklich und zufrieden zu sein.**
- **Körperliche und geistige Fitness gehören immer zusammen. Bist du körperlich fit, bist du auch konzentrierter, ausdauernder und motivierter.**
- **Deine persönliche Fitness steht auf drei Säulen, denen du Beachtung schenken solltest: richtige Bewegung, kluge Ernährung und mentale Stärke.**

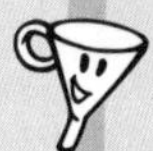

- **Fett ist dein größter Feind. Es lagert sich in Blutgefäßen, im Gehirn und an Po und Hüften ab. Überschüssiges im Körper abgelagertes Fett kann jederzeit durch richtige Bewegung wieder verbrannt werden.**

2. Fit durch Bewegung

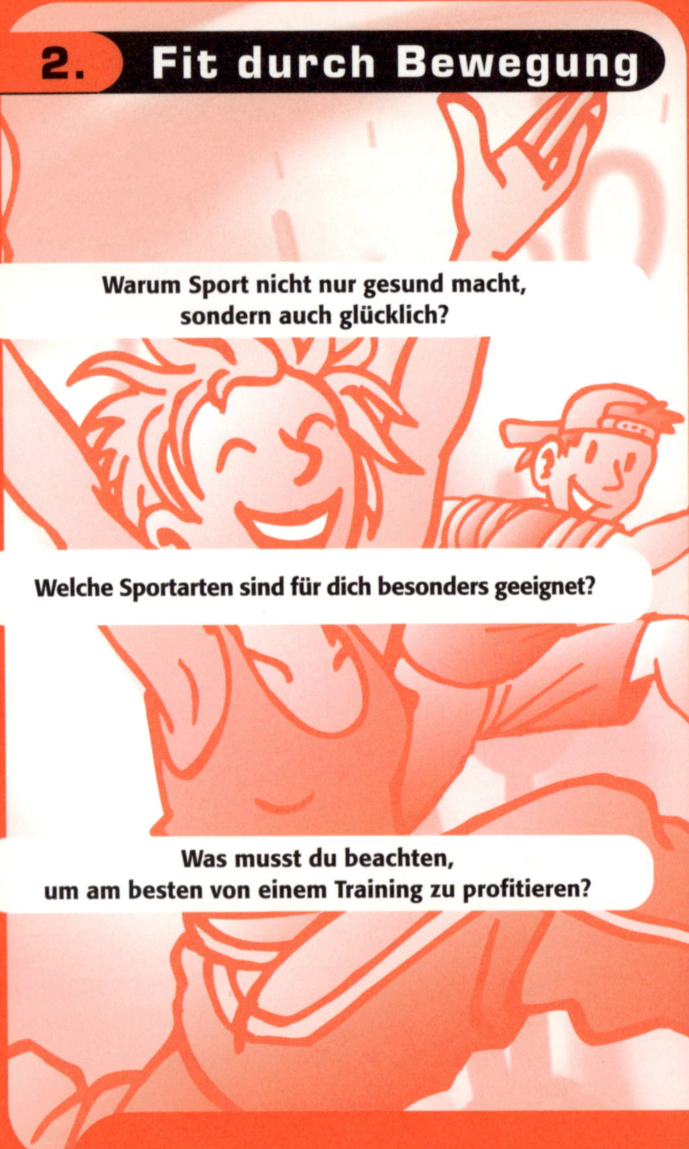

Warum Sport nicht nur gesund macht, sondern auch glücklich?

Welche Sportarten sind für dich besonders geeignet?

Was musst du beachten, um am besten von einem Training zu profitieren?

Fitness-Studien zeigen, dass im Jahre 1977 10-jährige Kinder in einem Sechs-Minuten-Lauf im Durchschnitt etwa 1.200 Meter laufen konnten. 1991 schafften Kinder gleichen Alters durchschnittlich gerade einmal 800 Meter … Die Tendenz ist weiter fallend. Früher haben unsere Vorfahren ihre Nahrung erjagt, heute läuft der Mensch zur Frittenbude, zu McDonald's oder fährt zu Aldi.

Eigentlich zum Laufen und Jagen geboren, verkommt der Mensch mehr und mehr von einem homo sapiens zu einem homo sedens – zu einem dicken Sitzmenschen, der den ganzen Tag in der Schule, im Büro, vor dem Computer und abends vor der Glotze sitzt.

Bewegung macht klug!

Das fand der bekannte Hirnforscher Terrence Sejnowski heraus. Im Salk Institute wurde dazu ein Experiment mit Mäusen durchgeführt. Mäuse, die ein Laufrad in ihren Käfig bekamen, schnitten bei einem Gedächtnistest viel besser ab. In ihrem Hippocampus – einer Hirnregion, die für das Langzeitgedächtnis sehr wichtig ist – überlebten doppelt so viele Hirnzellen wie bei Mäusen, die nur faul in ihrem Gehege herumlagen.

Wie du u. a. durch Bewegung deine Gehirnleistung verbessern und besser, schneller und kreativer denken kannst, erfährst du in diesem Kapitel.

Bewegung

Sport
bewirkt wahre Wunder

Viele behaupten, Sport sei Mord, doch Bewegung – richtig und in einem gesunden Maße – bewirkt wahre Wunder:

Bewegung stärkt dein Herz und deine Muskeln!
Die Herzfrequenz im Ruhezustand eines untrainierten Menschen liegt ungefähr bei 60 bis 80 Schlägen pro Minute, die Frequenz eines Trainierten bei ca. 40 bis 60 Schlägen pro Minute. Sein Herz schlägt also rund 10 Millionen Mal weniger pro Jahr.
Durch Bewegung arbeitet dein Herz nicht nur sparsamer, sondern schlägt auch länger. Zusätzlich entstehen dabei viermal mehr neue Blutgefäße, die dafür sorgen, dass dein Herz, deine Muskeln, dein gesamter Organismus mit mehr Sauerstoff und Nährstoffen versorgt wird.
Ca. 25 bis 50 Prozent deiner gesamten Körperzellen sind Muskelzellen, die somit durch Bewegung mehr Nährstoffe bekommen und an Kraft gewinnen.

Wenn du beim Lernen lange und ohne Bewegung auf deinem Stuhl hockst, verspannen sich deine Muskeln und beginnen zu schmerzen und dein Kopf „brummt". Um Durchblutungsstörungen und Muskelverspannungen zu vermeiden, musst du dich bewegen. Lege deshalb während des Lernens von Zeit zu Zeit eine kurze Pause ein, um kleine Bewegungs- und Dehnungsübungen zu machen.

Bewegung baut Stress ab!

Wenn einer unserer Vorfahren bei der Jagd plötzlich einem gefährlichen Raubtier gegenüberstand, führte dies in seinem Körper zu einem heftigen Adrenalinstoß. Während der Flucht über mehrere Kilometer baute er das ungesunde Stresshormon wieder ab. Es verschwand aus seinem Körper. Jeder Mensch hat Stresshormone in seinem Blut, der eine mehr, der andere weniger. Stresshormone beschädigen die Blutgefäße und machen sie porös. Deshalb ist es wichtig, Stresshormone zu reduzieren. Wenn du dich regelmäßig bewegst, wirst du in Zukunft in Stress- und Angstsituationen viel cooler reagieren.

Bewegung räumt deinen Körper auf!

Nicht nur Stresshormome, sondern sämtliche Abfallprodukte (Schlacken), die in deinem Körper zirkulieren, werden durch Bewegung „entsorgt“.

Bewegung stärkt dein Immunsystem und hält dich gesund!

Durch Bewegung steigt die Anzahl deiner Killerzellen, die Bakterien und Viren – ja sogar Krebszellen – erfolgreich besiegen können. Schon nach 30 Minuten Joggen befinden sich ca. 30 Prozent mehr Killerzellen in deinem Blut.

Bewegung macht dich glücklich!

Sport wirkt direkt auf die menschliche Psyche. Er führt zu einer Erhöhung des positiven Stresshormons Noradrenalin, das wiederum das Glückshormon ACTH freisetzt. Deine Laune steigt, du fühlst dich besser und wirst ausgeglichener.

Bewegung hält deinen Körper bis ins Alter fit!

Im Alter stellen sich nach und nach kleine und größere körperliche Beschwerden ein. Die Muskeln, Knochen, Gelenke schmerzen, das Gehen fällt schwer. Wer sich lange nicht bewegt, wird mit der Zeit unbeweglich.

Bewegung hält dich schlank!

Bewegung steigert deinen Stoffwechselumsatz um 25 Prozent. Das tägliche Essen wird somit verbraucht und nicht als Fettpölsterchen auf den Hüften abgelagert.

Durch gekonntes *Ausdauertraining* peppst du deine Körperzellen auf. Die Mitochondrien, die „Kraftwerke" deiner Zellen, werden stärker, leistungsfähiger und sie leben länger. Du kannst ihre Zahl durch richtiges Training sogar versechsfachen!

Wie ein solches Ausdauertraining funktioniert, erfährst du auf den nächsten Seiten.

Vom „Schlaffi“ zum „Running Man“

Körperliche und geistige Ausdauerleistung gehören eng zusammen. Wer beim Treppensteigen schon nach wenigen Stufen zu schnaufen beginnt, hat häufig auch Probleme, sich lange beim Lernen und Arbeiten zu konzentrieren. Körperliche Ausdauer ist aber trainierbar.

Joey Kelly – erfolgreicher Gitarrist und Manager der Gruppe „The Kelly Family“ – entwickelte sich zum Beispiel in kurzer Zeit von einer „Couch-Potato“ zu einem Spitzen-Extremsportler, der u.a. in einem Jahr acht (!) Ironman-Triathlons erfolgreich hinter sich brachte. Das heißt: 3,8 km Schwimmen, 160 km Radfahren und 42 km Laufen.

Die Erfolgsformel: Training im Sauerstoffüberschuss

Ausdauertraining bedeutet, dass du während der Bewegung mehr Sauerstoff aufnimmst, als dein Organismus benötigt. In diesem so genannten *aeroben Bereich* bewegst du dich ohne Anstrengung und deine Muskeln haben genügend Energie, um Fett zu verbrennen.

Wirst du schneller und strengst dich stark an, dann kommst du in den so genannten *anaeroben Bereich,* in dem deinen Muskeln der Sauerstoff ausgeht. Um dann schnell Energie zu gewinnen, bedienen sie sich aus dem Vorrat an Kohlenhydraten, wovon sich im Körper gerade einmal 500 Gramm befinden.

Am effektivsten ist das Ausdauertraining im aeroben Bereich – also mit genügend Sauerstoff. Kurz: Bewegen ohne zu schnaufen. Solange du dich z. B. beim Joggen oder Skaten ohne jede Anstrengung mit jemanden unterhalten kannst, bewegst du dich richtig im Sauerstoffüberschuss.
Erhöht sich dein Puls so, dass du zu schnaufen und zu hecheln beginnst, dann bewegst du dich zu schnell und musst dein Tempo reduzieren.
Wenn du deinen optimalen Trainingspuls kennen lernen möchtest, dann geh zu einem Sportarzt, der ihn mit Hilfe eines Belastungstests ermitteln kann. Mit einer Pulsuhr (erhältlich im Sportgeschäft) kannst du schließlich kontrollieren, dass du diesen Puls während des Trainings nicht überschreitest.

So könnte dein Trainingsplan z. B. aussehen:

Montag:	30 Minuten Walken
Mittwoch:	1 Stunde Rad fahren
Freitag:	30 Minuten Joggen
Samstag:	1 Stunde Skaten oder Schwimmen

Bei allen Trainingseinheiten gilt das Motto: *leicht, locker und lächelnd.* Je öfter und länger du trainierst – umso schneller steigerst du deine Ausdauer.
Welche Sportarten zum Ausdauertraining am besten geeignet sind, kannst du der Tabelle auf den Seiten 30 und 31 entnehmen.

Joggen ist übrigens die beste Alternative, weil du dabei rund 70 Prozent deiner Muskeln bewegst, beim Radfahren sind es 35 Prozent und beim Schwimmen 15 Prozent. Noch effektiver als Laufen ist Skilanglauf. Dabei sind rund 90 Prozent deiner Muskulatur aktiv. Je mehr Muskeln arbeiten, desto mehr Fett wird auch verbrannt.

Den Trainingserfolg kontrollieren

Den Erfolg deines Trainings kannst du am Sinken deiner Pulsfrequenz messen. Ist sie gesunken, dann hat sich deine Ausdauerleistung erhöht.

Mach dazu folgenden Treppen-Test:
Such dir ein Gebäude oder einen Anstieg mit möglichst vielen Treppenstufen (mindestens 100). Miss vor dem Start deinen Ausgangspuls. Steig nun in einem gleich bleibendem Tempo Stufe für Stufe die Treppe hinauf. Kontrolliere mit einer Uhr, dass du jeweils eine Sekunde für zwei Schritte benötigst. Am Ziel angekommen, kontrollierst du deinen Puls. Ermittle deinen Belastungsfaktor, indem du die Differenz beider Pulswerte (Ausgangs- und Belastungspuls) berechnest.

Wiederhole diesen Test alle vier Wochen, und du wirst merken, dass sich deine Ausdauerleistung kontinuierlich verbessert.

Genieße in Zukunft die vielen positiven Effekte eines ausdauernden Körpers:

Ausdauertraining macht schlau und kreativ!
Du versorgst dein Gehirn mit 100 Prozent mehr Sauerstoff. Das verdoppelt deine Denkleistung und setzt eine Flut von Kreativitätshormonen frei.

Ausdauertraining macht „high"!
Bewegung im Sauerstoffüberschuss setzt körpereigenes Rauschgift – so genannte Endorphine – frei und erzeugt den Botenstoff Serotonin, der dich glücklich macht. Stimmungshebende Psychopharmaka wirken übrigens ebenfalls über die Anhebung des Serotoninspiegels.

Ausdauertraining ist aktive Fettverbrennung!
Du verwandelst deine Muskeln in fettverbrennende Öfchen. Nach vier Wochen Training verheizen deine Muskeln während 30 Minuten Bewegung im Sauerstoffüberschuss 20-mal mehr Fett.

Aber Achtung: Hast du dich lange Zeit nicht bewegt, dann besitzt dein Körper nur wenige fettabbauende Enzyme. Diese Fettkiller müssen dann in der ersten Stufe des Ausdauertrainings neu gebildet werden, bevor sie in der zweiten Stufe Fett vernichten können. Du brauchst also ein wenig Geduld, bevor du die ersten Pfunde verlierst.

Diese Sportarten machen dich fit

Mit der Tabelle auf den Seiten 30 und 31 möchten wir dir einen kleinen Überblick über die Vorzüge unterschiedlicher Sportarten geben. Wir beurteilen dabei die Auswirkungen auf

- Ausdauer,
- Beweglichkeit,
- Koordination,
- Konzentration,
- Rücken und
- Fettabbau.

Nicht jede Sportart bewirkt bei jedem das Gleiche. Die folgende Tabelle kann dir daher nur einen groben Überblick geben.
Eventuell solltest du auch den Rat eines Sportmediziners einholen. Er wird dir genau sagen, welche Sportarten für dich und deinen Körper optimal geeignet sind.

Die Beurteilungen in der Tabelle stimmen übrigens auch nur, wenn du die entsprechenden Bewegungen richtig und gesundheitsfördernd ausführst.
Wer z. B. so exzessiv und unkontrolliert Aerobic betreibt, dass er dabei kurz vor einem „Herzkasper" steht, der wird kaum seine Ausdauer trainieren und auf keinen Fall etwas für seinen Fettabbau tun.

	AUSDAUER	BEWEGLICHKEIT
AEROBIC	●	●
BADMINTON		●
BOGENSCHIESSEN		
FUSSBALL		●
GOLF		●
JOGGING	●	
KANU	●	
KAMPFSPORT		●
RAD FAHREN	●	●
SCHWIMMEN	●	●
SQUASH		●
SKATEN	●	●
SURFEN		●
TANZEN	●	●
TENNIS		●
WALKING	●	

KOORDINATION	RÜCKEN	FETTABBAU
●	●	●
●		
●		
●		
●		
		●
●		
●		
		●
●	●	●
●		
●		●
●		
●	●	
●		
	●	●

Um optimal zu trainieren, solltest du einige grundlegende Trainingsregeln beachten:

Vor dem Start: Aufwärmen nicht vergessen!

Aufwärm-, Dehn- und Lockerungsübungen sind wichtig, um deinen Körper auf eine entsprechende „Betriebstemperatur“ zu bringen – vor allem dann, wenn du dich zuvor länger nicht bewegt hast. So beugst du unangenehmen Verletzungen vor.

Langsam steigern – nichts übertreiben!

Steck deine Trainingsziele nicht zu hoch, um Frustration und körperliche Überanstrengung zu vermeiden. Erst die Häufigkeit des Trainings erhöhen und dann die Dauer der einzelnen Trainingseinheiten.

Mindestens 30 Minuten trainieren!

Gerade beim Ausdauertraining stellen sich die vielen positiven Effekte erst nach ungefähr 30 Minuten ein.

„Höre“ auf deinen Körper!

Dein Körper ist keine Maschine. Seine jeweilige Tagesform hängt z. B. von der persönlichen Verfassung, Laune und Ernährung ab. Entwickle ein Gefühl dafür, was du deinem

Körper zumuten kannst. Wenn er heute mal nicht so kann, wie du möchtest, dann hör auf oder mach eine Pause.

Cool down statt Endspurt!

Dein Körper benötigt nach dem Sport immer eine Regenerationsphase. Mit einem abschließenden „Auspowern" erhöhst du diese Zeit unnötigerweise. Wenn du aber zum Schluss eine Cool-down-Phase einlegst, sorgst du für eine optimale Erholung deines Körpers.

Auch Fußballprofis laufen z. B. zum Abschluss des Trainings noch einmal ca. 10 Minuten locker ein paar Runden.

Zusammenfassung

- **Bewegung bewirkt wahre Wunder. Du kräftigst dein Herz und deine Muskeln, baust Stress ab, stärkst dein Immunsystem, bleibst jung und schlank …**
- **Wer körperlich ausdauernd ist, der ist auch geistig ausdauernder und kann sich länger konzentrieren. Deine Ausdauer kannst du schnell und leicht verbessern, indem du regelmäßig im Sauerstoffüberschuss trainierst. So wirst du schlau und kreativ, weckst deine Glückshormone und verwandelst deine Muskeln in fettverheizende Öfchen.**

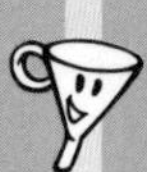

- **Trainiere regelmäßig und beachte dabei die grundlegenden Trainingsregeln, um Erfolg und Gesundheit zu garantieren.**

3. Fit durch gesunde Ernährung

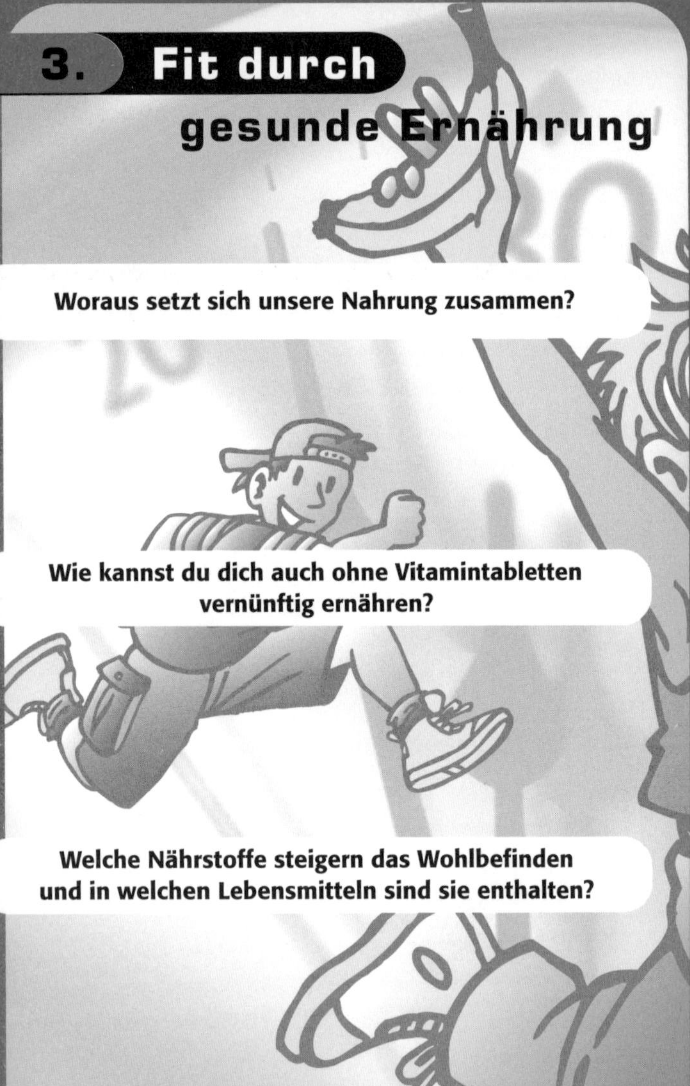

Woraus setzt sich unsere Nahrung zusammen?

Wie kannst du dich auch ohne Vitamintabletten vernünftig ernähren?

Welche Nährstoffe steigern das Wohlbefinden und in welchen Lebensmitteln sind sie enthalten?

Unsere Vorfahren aßen früher das, was gerade da war: in guten Zeiten vorwiegend Säbelzahntiger und Mammutkeule, ansonsten Früchte, Pilze, Wurzeln, Getreide.

Der zivilisierte Mensch der Fast-Food-Generation ernährt sich heute von Cheeseburger mit Pommes, trinkt Cola, isst Chips und Schokoriegel. Er wird zwar immer älter, aber auch immer kränker. Darunter leidet die Lebensqualität. *Ein entscheidender Grund für diese Entwicklung: Wir essen zu viel Fett!*

Fett macht nicht nur dick, sondern schadet dem gesamten menschlichen Organismus. Es lagert sich ab, z. B. im Gehirn, wo es das Denken verlangsamt. Du solltest deshalb darauf achten, Fett zu vermeiden. Das hält nicht nur schlank, sondern verlängert auch dein Leben. Nicht weniger essen heißt die Devise, sondern weniger fett essen. Wer täglich z. B. 10 Gramm Fett spart (z. B. einen Esslöffel Butter), kann sein Gewicht um 4,7 Kilo pro Jahr reduzieren. Wenn du dich dann auch noch richtig bewegst, bist du auf dem richtigen Weg.

Zusätzlich solltest du dich auf die Powerstoffe in deiner Nahrung konzentrieren, die leider in üblichen Fast-Food-Produkten nur mäßig vorhanden sind.

Powerstoffe

Wie schon erwähnt, sind die wichtigsten Bestandteile der täglichen Nahrung Eiweiß, Vitamine und Mineralstoffe. Sie machen fit und verleihen dir die nötige Power.
Und das Schöne ist: Du kannst sie alle über deine tägliche Nahrung aufnehmen – ohne zusätzliche Vitamin- und Aufbaupräparate.

Eiweiß – der Stoff, aus dem das Leben ist
Eiweiß ist der wertvollste Nahrungsbestandteil. Es ist dafür verantwortlich, dass dein Körper Hormone bilden kann, dein Immunsystem aktiv ist, Muskeln gebildet und die Zellen repariert werden. Nur wenn dein Körper ausreichend mit Eiweiß versorgt ist, können alle Organe optimal funktionieren und du bist wacher, kannst dich besser konzentrieren und fühlst dich rundum wohler.
Ein optimaler Eiweißlieferant ist die Linse. In ihr stecken 23 Prozent Eiweiß und nur 1 Prozent Fett. Sie steht stellvertretend für andere *Hülsenfrüchte*, wie Erbsen, weiße Bohnen, und *Körner*, wie Reis, Weizen, Hirse, Hafer und Grünkern. Fisch, Fleisch und Milchprodukte liefern zwar auch wertvolles Eiweiß, aber meistens in Verbindung mit entsprechenden Fettmengen. Welchen mageren Varianten du den Vorzug geben kannst, zeigt dir die Tabelle auf der nächsten Seite.

	FETT %	EIWEISS %
FISCH		
KABELJAU, SEELACHS	0,3	17,0
SCHELLFISCH	0,3	17,0
FORELLE	2,0	20,0
GARNELE	1,8	18,0
HEILBUTT	2,0	20,0
STEINBEISSER	4,4	22,0
ROTBARSCH	3,6	18,0
FLEISCH		
KALBSFILET	1,0	21,0
TATAR	4,0	20,0
RIND (KEULE)	8,0	20,0
WILD	3,0	21,0
GEFLÜGEL	6,0	20,0
MILCHPRODUKTE		
HÜTTENKÄSE	2,0	14,4
MAGERMILCH	0,3	3,3
MAGERJOGURT	0,3	4,0
BUTTERMILCH	0,6	3,3
HÜLSENFRÜCHTE		
LINSEN	1,0	23,0
BOHNEN, WEISS	2,0	22,0

Vitamine - Stoffe fürs Leben

Vitamine bringen deinen Stoffwechsel auf Trab. Je mehr Vitamine du deinem Körper zuführst, umso frischer und vitaler wirst du. Deshalb solltest du dich *über den ganzen Tag verteilt* mit vielen Vitaminen versorgen. Vitamine findest du vor allem in frischem Obst, Salat und Gemüse.

Aber Achtung: Vitamine werden durch Hitze, Luft und Licht leicht zerstört. Beim Kochen von Gemüse, Braten von Fleisch und Backen von Brot werden bis zu 85 Prozent der enthaltenen Vitamine zerstört. In Fertigkost sind nur noch rund 60 Prozent der ursprünglichen Vitamine enthalten, wovon weitere 35 Prozent beim Kochen verloren gehen.

Folgende Vitamintipps geben wir dir:

- Trink frisch gepresste Obst- oder Gemüsesäfte.
- Kauf Salat, Rohkost oder Gemüse im Bioladen, beim Biobauern oder aus der Tiefkühltruhe. Tiefkühlgemüse ist oft vitaminreicher.
- Lagere nur kurz und zerkleinere erst unmittelbar vor dem Verzehr. Lass beim Obst die Schale dran!
- Geh täglich eine halbe Stunde an die Sonne oder an helles Tageslicht. Durch die Einwirkung von UV-Strahlen wird in deinem Körper Vitamin D gebildet.
- Ein besonders wichtiges Vitamin ist das Vitamin C. Es stärkt dein Immunsystem, schützt vor Krankheiten (auch Krebs!), beschleunigt den Fettabbau …

VITAMIN A	GRÜNES GEMÜSE, SALAT, MÖHREN, TOMATEN, PAPRIKA, LEBER
VITAMIN B	NÜSSE, SAMEN, WEIZENKEIME, VOLLKORN, GEMÜSE, KARTOFFELN, LEBER, BIERHEFE
VITAMIN C	FRISCHES OBST, GEMÜSE, SALAT
VITAMIN D	EIGELB, LEBER, FISCH, MILCH, BUTTER
FOLSÄURE	BIERHEFE, LEBER, KÄSE, VOLLKORN, DUNKELGRÜNES BLATTGEMÜSE
BIOTIN	LEBER, EIGELB, TOMATEN, BIERHEFE
CHOLIN	VOLLKORN, GEMÜSE, BIERHEFE, LECITHIN
VITAMIN K	SAUERKRAUT, GRÜNES BLATTGEMÜSE, TOMATEN, KRÄUTER

Mineralstoffe – Kraftfutter für den Stoffwechsel

Mineralstoffe wie Kalzium, Magnesium, Jod, Eisen, Zink etc. sind genauso wichtig wie Vitamine. Sie bringen deinen Stoffwechsel in Fahrt und geben deinem „Motor" mehr Leistung. Wie Vitamime und Eiweiß können sie vom Körper nicht selbst hergestellt werden und müssen deshalb über das Essen und Trinken aufgenommen werden.

Auch hier ist es besser, Salat und Gemüse beim Biobauern oder im Bioladen zu kaufen. Natürlich gewachsenes Gemüse enthält bis zu dreimal mehr Mineralstoffe als künstlich hochgezogenes Treibhausgemüse.

Tipps zum richtigen Essen und Trinken

Die Werbung erzählt uns viel, vor allem, was wir essen und trinken sollen. Und wir glauben es. Wir glauben an isotonische Getränke, Vitamintabletten, Müsliriegel, „Frau Yogurette“ und die Fruchtzwerge. Aber vieles davon hält lange nicht das, was es verspricht.

Zu viel Süßes macht krank

Verzichte auf Zucker, Süßigkeiten und süße Getränke. Süßes (auch Traubenzucker!) bringt deinen Stoffwechsel in Unordnung und lässt die Zahl der Fettzellen rasch anwachsen. Und wenn Zucker, dann *Fruchtzucker* aus Bananen, Orangen, Äpfeln etc., da Fruktose nicht wie Traubenzucker oder Schokoriegel zu kräftigen Blutzuckerschwankungen führt, sondern dem Gehirn kontinuierlich Energie liefert.

Iss und trink Leben

Wenn du einen Apfel im Boden vergräbst, dann wächst daraus ein Baum. Das ist Leben. Mit einem Apfelkuchen funktioniert das nicht mehr. Wenn du eine Bohne ins Wasserglas legst, dann keimt sie. Wasser – auch gutes Mineralwasser – ist Leben. Lebendiges Essen und Trinken lässt deinen Organismus aufleben. Frisches Obst, Gemüse, Salat – und Sushi (mit rohem Fisch), wenn du die japanische Küche magst – sind also besonders wertvoll.

Mindestens die Hälfte deiner Nahrung sollte „lebend“ sein. *Iss deshalb fünfmal täglich frisches Obst oder Gemüse.*

Apfelsaftschorle – das Mega-Getränk für Nerven und Muskeln

Im Mineralwasser befinden sich viele Mineralstoffe, die deinem Gehirn und Körper den entscheidenden Kick geben. Wähle dabei ein Mineralwasser, das möglichst viel *Magnesium* und *Kalzium* (jeweils mehr als 100 Milligramm pro Liter) enthält. Ein Apfel aktiviert Muskeln und Nerven. Deshalb ist die Mischung aus Mineralwasser und Apfelsaft auch das optimale Getränk, wenn du lernst und Sport treibst.

Bananendrink statt Isodrink

Die Banane ist der ideale Imbiss für Gehirn, Nerven und Muskeln. Die Kombination aus *leicht verdaulichen Kohlenhydraten*, *Magnesium* und *Kalium* ist die beste Voraussetzung für Siegertypen. Ein Bananendrink überflügelt jeden Isodrink, denn *Isodrinks sind häufig überflüssig!*

Die meisten isotonischen Getränke sind nicht nur teuer, sondern auch schlecht dosiert. Äpfel und andere Obstsorten enthalten etwa 10.000 zum Teil noch unbekannte, leistungssteigernde Pflanzenstoffe – Isodrinks gerade einmal sechs.

Apfelsaftschorle und die gute alte Banane sind somit nicht nur billiger, sondern auch wesentlich wertvoller.

Milch ist kein Durstlöscher

Milch peppt Knochen und Nerven mit viel *Kalzium* auf und strotzt vor Vitaminen – aber leider auch vor Kalorien. Deshalb ist Milch zwar ein Grundnahrungsmittel, jedoch kein Getränk für zwischendurch, wenn du überflüssige Pfunde loswerden möchtest.

Vollkorn kurbelt deine Leistung an

Für funktionierende Nerven, agile Muskeln und ein schnell schaltendes Gehirn benötigst du vor allem *Vitamin B1*. Davon stecken eine Menge in Vollkornprodukten (Vollkornbrot, -nudeln, -reis etc.), aber auch in Kartoffeln, Hefe und Hülsenfrüchten.
Übrigens: 90 Prozent vom Vitamin B1 gehen auf dem Weg vom Weizenkorn zum Weißmehl verloren!

Müsli beruhigt deine Nerven

Ein gutes Müsli mit Haferflocken versorgt dich mit vielen Vitaminen, Mineral- und Ballaststoffen. Zusätzlich enthalten Haferflocken auch *Lichenin*, das im Magen eine Schutzschicht bildet und den ganzen Organismus beruhigt.

Rohkost statt kochen

Am meisten sicherst du dir von den lebensnotwenigen Vitaminen, wenn du Rohkost – also ungekochtes Gemüse oder Obst – isst. Kochen zerstört z. B. über die Hälfte des Vitamin C.

Rauchen - nein danke!

Wer raucht, der sollte sich mit viel Vitamin C (60 Prozent mehr als normal) versorgen, da Nikotin diesen Stoff regelrecht wegfuttert. Noch besser: Rauchen aufgeben!

Bierhefe - ein wahres Wundermittel gegen Pickel

Bierhefe enthält eine Menge lebenswichtiger Vitamine und Mineralstoffe. Die Wunderwaffe gegen Akne und Pickel gibt es in jedem Reformhaus.
Bierhefe enthält das *B-Vitamin Cholin*, das deine Konzentration steigert, und natürlich das Spurenelement *Zink*, das wichtig ist für Wachstum, Muskelbildung, Stärkung des Immunsystems, Neubildung von Haar, Finger- und Fußnägeln und nicht zuletzt für ein Leuchten in den Augen (z. B. gut fürs Flirten).

Ernähre dich wie die Profis!

Da du dich in Zukunft regelmäßig bewegen wirst, solltest du dich wie ein Profi ernähren.
Die Power-Formel für den Sportler heißt: *Kohlenhydrate* (Nudeln, Kartoffeln, Reis, Getreide), noch mehr *Gemüse* und *Obst* und dazu *hochwertiges Eiweiß*: magere Milchprodukte, magerer Fisch, mageres Geflügel, Hülsenfrüchte, Vollkorn.
Und die Regel Nr. 1: Wenig Fett!

Intelligenz kannst du essen

Früher glaubten die Forscher, dass einmal abgestorbene Gehirnzellen nicht mehr nachwachsen könnten. Es wurde angenommen, dass die Intelligenz – die Kapazität unseres Gehirns – im Wesentlichen festgelegt sei. Eine frohe Botschaft aus der Hirnforschung:

Graue Zellen können nachwachsen

Bruce McEwen, Hirnforscher an der Rockefeller-Universität in New York, sagte: „Die abenteuerlichste Erkenntnis des 21. Jahrhunderts ist die, dass unser Gehirn tatsächlich in der Lage ist, sich dauernd zu verändern, zu reparieren und sogar zu wachsen! Dass es ein lebendiges, dynamisches Organ ist wie alle anderen – und damit auch durch Nahrung zu beeinflussen."

Mitverantwortlich dafür sind die *Neurotransmitter*. Dies sind Botenstoffe, die in deinem Gehirn gute Laune, Freude, Konzentration, Wachsamkeit wecken können. „Die Neurotransmitter sind wie Lichter im menschlichen Gehirn, ohne sie würde es dunkel und kalt", sagte Dr. Richard Wurtman, Psychiater und Hirnforscher am Massachusetts Institute of Technology in Cambridge (USA). „Gemeinsam sind sie Steuermänner unseres gesamten Bewusstseins, sie regeln unsere Intelligenz, unser Erinnerungsvermögen, unsere Kreativität. Ob, wie und welche Botenstoffe unser Hirn

ausschüttet, hängt unmittelbar davon ab, was zuletzt gegessen wurde."
Diese Botenstoffe sind z. B. Serotonin, Dopamin, Acetylcholin und Katecholamine. Durch richtige Ernährung, z. B. Hüttenkäse mit Obst, schickst du sie direkt in dein Gehirn.

Füttere dein Gehirn mit „Brain Food"

Durch „gehirn-gerechtes" Essen steigerst du deine Konzentrations- und Denkfähigkeit, Aufmerksamkeit und Kreativität. In England gaben Forscher einem Drittel einer 6. Klasse täglich ein Vitamin- und Mineralpräparat. Ein zweites Drittel bekam ein Placebo und das dritte Drittel überhaupt nichts. Nach einem Schuljahr wurde mit allen Schülern ein Standard-Intelligenz-Test durchgeführt: Die kontinuierlich mit Vitaminen und Mineralien versorgten Schüler konnten in der Zeit ihren IQ um mehr als zehn Punkte steigern, die anderen hingegen lediglich um ein bis zwei Punkte, was dem normalen Lernfortschritt entspricht.
Diese und viele andere Untersuchungen beweisen es: Intelligenz kann durch gesunde Ernährung mit Eiweiß, Vitaminen und Mineralstoffen gefördert werden.
Beherzige die Ernährungstipps auf den Seiten 40 bis 43. Dann wird es dir in Zukunft leichter fallen, z. B. Vokabeln, Zahlen, Fakten etc. auswendig zu lernen, fehlerfrei zu rechnen, fantasievolle Aufsätze zu schreiben, dich in Klassenarbeiten hundertprozentig zu konzentrieren …

Frühstück fürs Gehirn

Weil dein Gehirn keine Nahrung speichern kann, ist es wichtig, dass du es nach der langen Durststrecke in der Nacht am Morgen ausreichend mit Nährstoffen versorgst.

Probier es einmal mit einem Power-Müsli aus

- Jogurt,
- Haferflocken,
- Bierhefe,
- einem geraspelten Apfel und/oder einer Banane.

Dies ist die optimale Mischung für einen perfekten Start in einen erfolgreichen Lerntag, denn Jogurt liefert dir dabei wach machendes Eiweiß. Haferflocken, Bierhefe und Weizenkeime enthalten Vitamin B, Lecithin und wichtige Aminosäuren, die deinen Serotonin-Spiegel anheben. Das steigert deine Laune und Konzentrationsfähigkeit und erhöht dabei deine Lern- und Gedächtnisleistung.

Und noch ein Tipp: Trink dazu ein Glas frisch gepressten Fruchtsaft. Ein Glas Orangensaft sorgt z. B. dafür, dass du fünfmal mehr Eisen aufnehmen kannst. Dadurch bleibst du länger lern-fit.

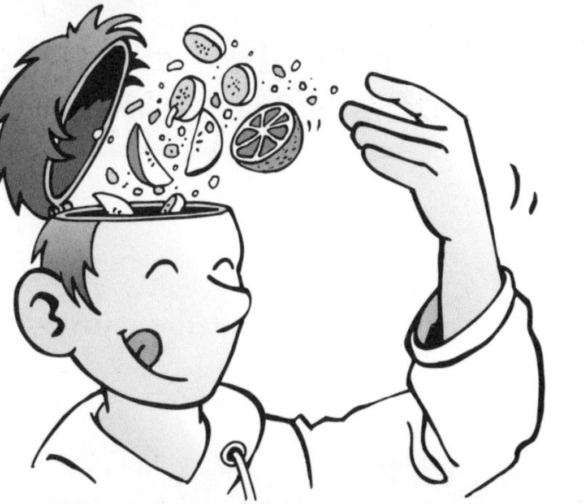

Zusammenfassung

- Die wichtigsten Bestandteile deiner täglichen Ernährung sind: Eiweiß, Vitamine und Mineralstoffe. Diese „Zauberstoffe" sind entscheidend für deine persönliche Fitness. Bist du damit über den ganzen Tag optimal versorgt, fühlst du dich vitaler, besser gelaunt, konzentrierter und motivierter.
- Meide in Zukunft Fett und Süßes, denn die machen krank und dick.
- Intelligenz kannst du essen! Mit „Brain Food" bist du in der Lage, deine Denk- und Konzentrationsleistung zu erhöhen. Auch hier lautet das Erfolgsrezept: Eiweiß, viel Vitamine und Mineralstoffe und wenig Zucker und Fett.

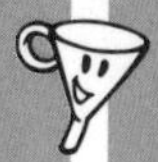

4. Fit mit den richtigen Mentaltechniken

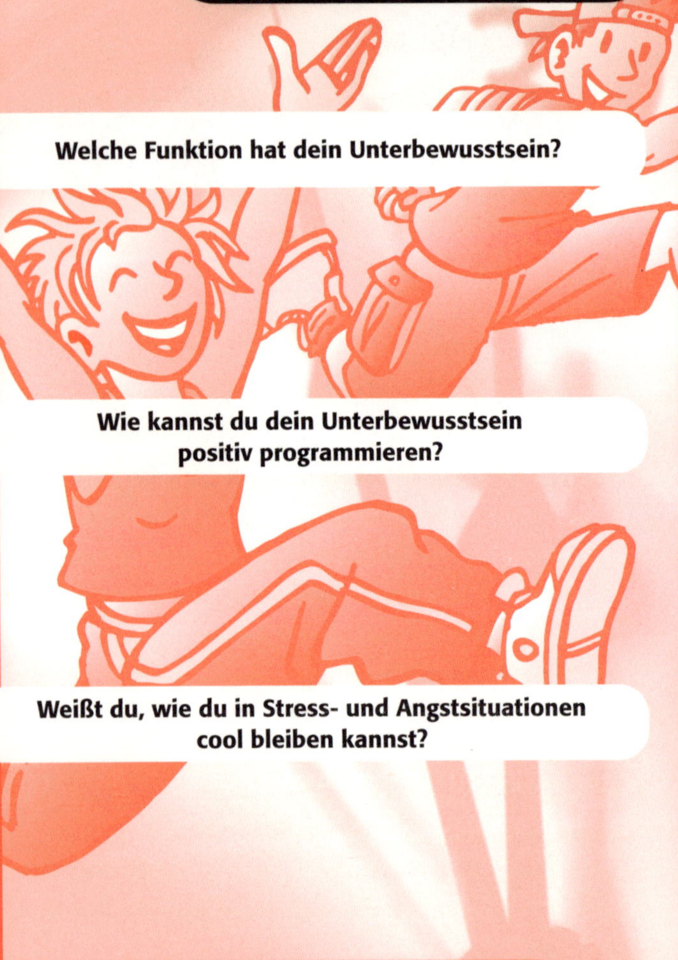

Welche Funktion hat dein Unterbewusstsein?

Wie kannst du dein Unterbewusstsein positiv programmieren?

Weißt du, wie du in Stress- und Angstsituationen cool bleiben kannst?

Du steuerst nur ca. 10 Prozent deines täglichen Tuns und Handelns bewusst, der Rest geschieht völlig unbewusst. Dieses Verhältnis erinnert an einen Eisberg, bei dem 90 Prozent unter Wasser liegen:

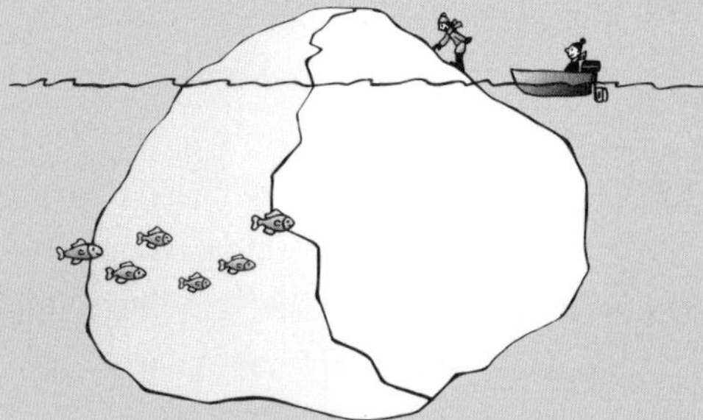

Dein Unterbewusstsein ist also zu 90 Prozent an deinen Entscheidungen beteiligt. Es entscheidet dabei über deine Einstellung, Motivation und so auch über Erfolg und Misserfolg beim Lernen und in der Freizeit. Und jetzt die gute Nachricht: Du kannst dein Unterbewusstsein beeinflussen. Die Übungen, die wir dir in diesem Kapitel vorstellen, sollen dir dabei helfen, deinem Unterbewusstsein positive Impulse zu geben.

Wusstest du, dass ein Mensch bis zu seinem 18. Lebensjahr ca. 150.000 negative Beeinflussungen erfährt? Das ergab eine Studie der Harvard Universität. Diese Eindrücke prägen sich in deinem Innersten ein und können dein Handeln entsprechend negativ beeinflussen. Deshalb ist es umso wichtiger, diesen Einflüssen eine Menge Positives entgegenzusetzen.

Die Kraft der inneren Bilder

Dein Unterbewusstsein arbeitet mit Bildern und den Gefühlen, die beim Betrachten deiner inneren Bilder entstehen. Ein Fußballspieler, der seinen letzten Elfmeter verschossen hat, kann durch dieses abgespeicherte Bild beim nächsten Versuch erneut versagen. Er läuft dann zögernd und ängstlich an und verschießt. Das bewirkt sein Unterbewusstsein. Ein Profi ist hingegen in der Lage, im richtigen Moment ein Bild des Erfolges aus seinem Unterbewusstseins zu holen, um selbstsicher seine Aufgabe zu meistern. Genauso kann es in Prüfungssituationen laufen: Schaltet dein Unterbewusstsein z. B. während einer Klassenarbeit auf das negative Bild einer verpatzten Arbeit, dann bekommst du ein mulmiges Gefühl und Lampenfieber. Findet es ein positives Bild, dann gehst du auch gut gestimmt an die Aufgaben.

Sende positive Bilder an dein Unterbewusstsein

Je mehr positive Bilder in deinem Unterbewusstsein gespeichert sind, umso positiver gehst du an deine Herausforderungen heran. Nimm dir daher täglich Zeit, um positive Bilder an dein Unterbewusstsein zu senden. Begib dich auf Fantasiereisen. Reise in Gedanken durch schöne Fantasiewelten oder stell dir vor, wie es ist, wenn deine Wünsche und Ziele in Erfüllung gehen. Genieße im Voraus das Gefühl des Erfolgs! Das verleiht dir Kraft und Energie.

So startest du in die Welt deiner Bilder

Nur im völlig entspannten Zustand kannst du die Tür zu deinem Unterbewusstsein öffnen. Suche dir einen ruhigen Ort, an dem du dich wohl fühlst. Achte auf eine angenehme Temperatur und Beleuchtung. Auch deine Körperhaltung ist dabei wichtig. Du kannst dich sowohl im Sitzen als auch im Liegen entspannen.

Wenn du dich für das Liegen entscheidest, solltest du dies am besten auf dem Rücken tun. Die Arme liegen dabei locker neben dem Körper und die Beine entspannt nebeneinander. Achte darauf, dass es nirgendwo „zwickt", bevor du mit der Entspannung beginnst.
Im Sitzen solltest du mit dem Po bis an die Rückenlehne rutschen. Deine Füße stehen dabei auf dem Boden und deine Hände liegen auf den Oberschenkeln. Du kannst den Kopf dabei entweder aufrecht halten oder locker nach vorne fallen lassen.

Eine Entspannung kann sowohl mit geöffneten als auch mit geschlossenen Augen durchgeführt werden. Mit geschlossenen Augen fällt es vielen allerdings leichter, ihrer Fantasie freien Lauf zu lassen. Solltest du aber die Augen geöffnet lassen, dann fixiere einen bestimmten Punkt im Raum.

Begib dich auf eine Fantasiereise

Jede Fantasiereise besteht aus einer *Hinführung*, der *eigentlichen Reise* und einer *Rückholung*.

Ziel der Hinführung ist es, langsam vom Hier und Jetzt des Raumes in deine Fantasiewelt zu gelangen.

Die eigentliche Fantasiereise im Mittelteil kannst du beliebig variieren, z. B. als Reise auf einen fremden Planeten oder in eine Unterwasserwelt, als Spaziergang an einem Strand oder in einem Wald etc. Deiner Fantasie sind dabei keine Grenzen gesetzt.

Bei der Rückholung geht es darum, langsam wieder aus der Fantasiewelt in das Hier und Jetzt zurückzukehren. Um dies zu verstärken, kannst du dich abschließend strecken, tief ein- und ausatmen und die Augen wieder öffnen.

Unterstütze deine Reisen mit Musik

Deine Fantasiereise kannst du mit einer entspannenden Musik (ca. 60 Schläge pro Minute – entsprechend einer ruhigen Herzfrequenz) leise untermalen, was zusätzlich zur Entspannung beträgt.

Sehr gut geeignet ist die CD „Musik zum Träumen und Entspannen" (Die Bestelladresse lautet: Das LernTeam, Frankfurter Str. 42, 35037 Marburg, Fon: 06421-169690, Fax: 06421-1696929, e-mail: info@lernteam.de, internet: www.lernteam.de).

Gefühle wie Wut, Angst, Zorn, Trauer, Neid, Ärger, Verzweiflung mindern deine Leistungsfähigkeit, machen dich krank und lassen dich vorzeitig altern. Aus schönen Gedanken entstehen hingegen positive Gefühle: Fröhlichkeit, Freude, Ausgeglichenheit, Glück und Zufriedenheit. Diese halten dich jung und gesund. Wenn du dich z. B. ärgerst, dann produziert dein Körper eine halbe Stunde lang das Stresshormon Adrenalin. Dies sorgt für Kraft und Aktivität, jedoch zu viel davon verkrampft den Körper, macht nervös und drosselt die Serotoninausschüttung im Gehirn. Die Folge: Du bist unglücklich, unkonzentriert, unmotiviert, schläfst schlecht, und deine Abwehrkräfte machen schlapp.

Den Stress besiegen mit dem Formel-1-Reflex

In Stress- und Angstsituationen atmen wir Menschen plötzlich ein. Dies ist ein alter Reflex, der tief in unseren Genen verankert ist. Er führt dazu, dass der Kalziumspiegel in deinem Blut sinkt. Dadurch werden deine Nerven übererregbar, du wirst nervöser, empfindlicher, immer weniger belastbar. Mach es so wie die Formel-1-Fahrer, die selbst nach zwei Stunden Autorennen noch locker und entspannt aus dem Cockpit springen. Atme in Stressituationen bewusst tief aus. Somit programmierst du einen neuen beruhigenden Reflex.

Atme dich ruhig und entspannt

Mit einer kleinen Atemübung kannst du den Stress besiegen. Der Vorteil ist, dass du sie jederzeit und an jedem Ort machen kannst, z. B. während des Lernens, einer Klassenarbeit, einem Sportwettkampf, vor einem Vortrag etc. Nach ein wenig Übung reichen ungefähr 3 bis 5 Atemzüge aus, um wieder vollkommen ruhig und entspannt zu sein.

Setz oder leg dich bequem hin und lass deine Schultern locker herunterhängen. Atme jetzt einige Male ein und aus, bis du für die eigentliche Atemübung bereit bist.
Atme nun ruhig und tief durch die Nase ein. Atme so ein, dass sich zuerst dein Bauch wölbt. Während du einatmest zählst du in Gedanken langsam 1 – 2 – 3 – 4 – 5. Nun hältst du die Luft kurz an, während du 6 – 7 weiterzählst. Dann atmest du langsam die Luft durch den Mund wieder aus und zählst dabei rückwärts 6 – 5 – 4 – 3 – 2 – 1 – 0. (Ist die Phase des Ausatmens länger als die des Einatmens, dann wirkt die Übung entspannend, im umgekehrten Fall aktivierend). Mach nach dem Ausatmen eine kurze Pause, bevor du wieder neu mit dem Einatmen beginnst.

Wiederhole die Übung nun einige Male, bis du dich ruhig und entspannt fühlst.

Den mentalen Rückenwind nutzen

Setze deine mentale Stärke ein, um dich auf zukünftige Herausforderungen vorzubereiten. Achte dabei bitte auf folgendes Phänomen:

Dein Gehirn kann nicht nicht denken

Denk nun bitte einmal *nicht* an einen rosa Elefanten. Beim Lesen dieses Satzes ist dir bestimmt zuerst das Bild eines rosa Elefanten vor deinem inneren Auge erschienen. So ist es nun einmal: Dein Gehirn kann nicht nicht denken. Solltest du z. B. deine Angst vor einer Klassenarbeit mit dem Satz „Ich habe keine Angst vor Klassenarbeiten!" besiegen wollen, dann bezweckst du damit gerade das Gegenteil. Dein Gehirn nimmt das Wort „Angst" auf, das sich in deinem Unterbewusstsein verankert und rechtzeitig während der nächsten Klassenarbeit abgerufen wird. Die Folge ist klar: Du wirst zwangsläufig Angst bekommen. Ein wirkungsvoller Satz wäre z. B. „Ich bin hervorragend vorbereitet (natürlich nur, wenn du es auch wirklich bist!) und fühle mich ruhig und sicher."

Mit solchen Sätzen programmierst du dein Unterbewusstsein positiv um. Dies ist mit Sicherheit kein Allheilmittel, aber es wird dir helfen, mit dem Elan einer positiven Grundeinstellung an schwierige Herausforderungen heranzugehen.

Formuliere Mutmachersätze

Nutze diesen „mentalen Rückenwind“ und formuliere deine persönlichen Mutmachersätze. Achte bei deinen Formulierungen darauf, dass du *positiv*, *persönlich* (Ein Motivationssatz beginnt immer mit „Ich …“) und *ohne einschränkende Worte* (z. B. manchmal, vielleicht) formulierst.

Schreib dir deinen Mutmachersatz (z. B. „Ich bin gut drauf!“) auf ein großes Blatt Papier und platziere es an einen sichtbaren Ort. Oft wiederholt, wird dein Mutmachersatz im Unterbewusstsein programmiert und so dein ständiger Begleiter sein.

Setze „Erfolgsanker“

Diese Technik eignet sich hervorragend, um in entscheidenden Situationen alle positiven Kräfte zu aktivieren:

1. Erinnere dich an eine Situation, in der du besonders motiviert warst und eine Herausforderung gemeistert hast.
2. Versetze deinen Körper und Geist ganz tief in dieses positive Erlebnis. Vollziehe dieses Erlebnis noch einmal gedanklich vor deinem inneren Auge nach und spüre den Erfolg wie damals.
3. Finde dann eine bestimmte Haltung, Gestik und Mimik, die diese Erfolgssituation symbolisiert, z. B. eine gerade und selbstbewusste Haltung, eine geballte „Becker-Faust“ oder einen Siegerblick.

4. Finde zusätzlich ein Wort oder kurzen Satz dafür. Sprich deine „Zauberformel" laut und bestimmt zu deiner typischen Haltung, Gestik und Mimik, z. B. „Ja!" oder „Ich schaffe es!".
5. Wiederhole diesen Vorgang mindestens zehnmal. Denke jedes Mal an die Erfolgssituation und drücke das Erfolgsgefühl mit Körpersprache und „Zauberformel" aus.
6. Nun ist das positive Erlebnis „geankert". Benutze deinen „Anker" immer dann, wenn du dich motivieren möchtest.

Möchtest du wissen, wie du deine mentale Stärke einsetzen kannst, um deine Ziele zu verwirklichen? Dann empfehlen wir dir unser Buch „Zeitmanagement – fit in 30 Minuten".

Zusammenfassung

- **Schicke positive Bilder an dein Unterbewusstsein, um es positiv zu programmieren. So wird dir dein Unterbewusstsein in schwierigen Situationen und Herausforderungen hilfreich zur Seite stehen. Begib dich dazu auf Fantasiereisen. Tauche ein in die Welt deiner Bilder. Besiege den Stress-Reflex.**

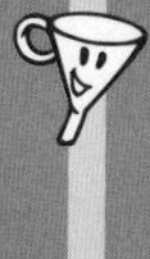

- **Atme in Stresssituationen tief aus. Das hebt den Kalziumspiegel im Blut und stärkt deine Nerven. Mache regelmäßig eine Atemübung. Finde persönliche Mutmachersätze, die deinen Geist beflügeln. Wiederhole sie immer wieder.**

Die zehn ultimativen Power-Tipps

1. **Treib aktiv Sport!**

   Treib regelmäßig Sport. Mindestens 8 Stunden pro Woche. Suche Sportarten, die dir Spaß machen und deine Gesundheit fördern. Entscheide dich vielleicht auch für einen Mannschaftssport, in dem du Teamgeist entwickeln kannst.

2. **Sag „ja" zur Bewegung!**

   Bewegung findet nicht nur im Fußballstadion, auf dem Tennisplatz, im Skaterpark oder in der Disco statt. Bewegung ist auch Gehen und Laufen.
   Entscheide dich in Zukunft z. B. für Treppenstufen, Fußwege und fürs Radfahren statt für Aufzug, Rolltreppe oder Bus.
   Auch während des Lernens ist Bewegung wichtig. Mach daher regelmäßig Lernpausen, in denen du dich bewegst.

3. **Trainiere deine Ausdauer!**

   Mit körperlichem Ausdauertraining trainierst du deine geistige Ausdauer, also deine Konzentration, dein Denkvermögen, deine Motivation …
   Reserviere in deinem Wochenplan mindestens drei mal 30 Minuten Ausdauertraining.

4. Iss und trink Leben!

Entscheide dich für lebendiges Essen und Trinken, denn das lässt deinen Organismus aufleben.
Konkret heißt das: Viel frisches Obst, Gemüse, Salat – und das am besten mehrmals täglich! Als „Powergetränke" empfehlen wir dir Apfelsaftschorle, Mineralwasser oder frisch gepresste Obst- und Gemüsesäfte.

5. Vermeide Fett und Süßes!

Fett und Süßes machen krank – und dick. Zu viel Zucker bringt deinen Stoffwechsel in Unruhe und lässt die Zahl der Fettzellen rapide wachsen. Fett lagert sich ab: in deinen Blutgefäßen, im Gehirn und schließlich an Hüfte, Bauch und Po. Daher solltest du Fett weitestgehend vermeiden.

6. Iss dich klug!

Intelligenz kannst du essen. Mit einer klugen Ernährung – mit so genanntem „Brain Food" – steigerst du deine Denk- und Konzentrationsfähigkeit – du wirst aufmerksamer und kreativer.
Die Erfolgsformel heißt: Wach machendes Eiweiß, viel Vitamine und Mineralstoffe und wenig Zucker und Fett.

7. **Sende positive Botschaften an dein Unterbewusstsein!**
Je mehr positive Botschaften dein Unterbewusstsein aufnimmt, umso mehr hilft es dir, Herausforderungen zu meistern. Füttere es daher mit positiven Sätzen und Erlebnissen. So nutzt du den mentalen Rückenwind.

8. **Begib dich auf Fantasiereisen!**
Mit Fantasiereisen kannst du dich aktiv in die Welt deiner Bilder begeben. Stell dir schöne Bilder und Geschichten vor, die dir jede Menge Energie spenden.

9. **Atme tief!**
Sportler atmen tiefer. Sie sind nicht nur gesünder, sondern behalten auch in schwierigen Situationen einen klaren Kopf.
Atme bewusst tief ein und langsam aus. Nimm dir regelmäßig Zeit – gerade in Stress- und Angstsituationen – für eine Atemübung. So bleibst du cool und besiegst jeden Stress.

10. **Und ein letzter Tipp:**
Lächle, jetzt, immer und immer öfter!

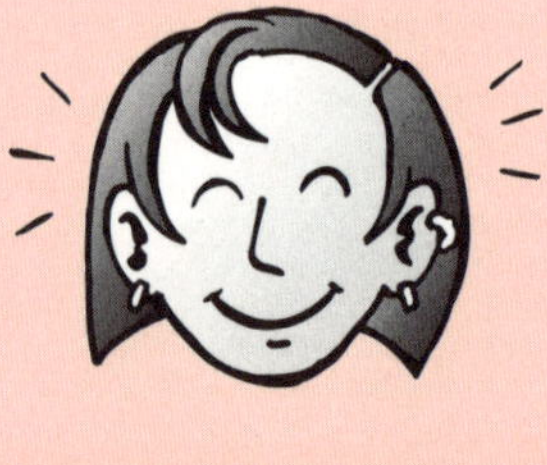

Empfehlenswerte Bücher

Engels, Dr. Tanja & Neumann, Bernd: *Optimal trainieren*
München: Südwest Verlag 2000

Fit for fun: *Das große Buch der Vitamine*
Hamburg: FIT FOR FUN-Verlag 1995

Fit for fun: *Fitnessküche für das ganze Jahr*
Hamburg: FIT FOR FUN-Verlag 2000

Konnertz, Dirk & Sauer, Christiane: *Fit für die Zukunft*
Bayreuth: Schmidt Verlag 1999

Lüthi, Cornelia: *Feed your brain*
Zürich: Orell Füssli 1998

Oberbeil, Klaus: *Fit durch gesunde Ernährung*
München: Südwest Verlag 2000

Oberbeil, Klaus: *Fit ohne Fett*
München: Südwest Verlag 2000

Oberbeil, Klaus: *Fit durch Vitamine*
München: Südwest Verlag 2000

Strunz, Dr. U.: *Forever young - das Erfolgsprogramm*
München: Gräfe und Unzer Verlag 1999

Strunz, Dr. U.: *Forever young - das Ernährungsprogramm*
München: Gräfe und Unzer Verlag 2000

Strunz, Dr. U.: *Forever young - das Laufprogramm*
München: Gräfe und Unzer Verlag 2000

Strunz, Dr. U.: *Forever young - Fitness-Drinks plus Eiweiß*
München: Gräfe und Unzer Verlag 2000

Strunz, U. & Schwarz, H. & Konnertz, Dirk:
30 Minuten für Höchstleistungen im Beruf
Offenbach: GABAL Verlag 1999

Stichwortregister